DE LA NATURE CANCÉREUSE

DE LA

MÉLANOSE DE L'ŒIL,

PAR

LE PROFESSEUR STOEBER.

STRASBOURG,

IMPRIMERIE DE G. SILBERMANN, PLACE SAINT-THOMAS, 3.

1854.

DE LA NATURE CANCÉREUSE

DE LA

MÉLANOSE DE L'ŒIL.

La mélanose, considérée en général ou plus particulièrement dans sa manifestation à l'organe de la vue, a été étudiée par un grand nombre d'auteurs. Parmi ceux-ci les uns ont envisagé la maladie comme un simple dépôt, sans aucun caractère de malignité, tandis que les autres assimilaient la mélanose au cancer, dont ils la considéraient comme une variété. Cette dernière opinion paraissait avoir gagné du terrain parmi les ophthalmologistes, lorsque M. PAMARD publia dans les *Annales d'oculistique* (t. XXIX, 1re livr.) un travail intitulé : *Observations ophthalmologiques propres à infirmer l'opinion généralement admise sur la nature cancéreuse des mélanoses.*

Ainsi que ce titre l'indique, M. PAMARD dénie à la mélanose le caractère cancéreux. Cette opinion m'a d'autant plus frappé, qu'elle émane d'un homme haut placé dans la science, et qu'elle m'a paru en contradiction avec les résultats de mon expérience. Pour m'en assurer, j'ai eu recours à mes notes ; j'ai trouvé dans mes cahiers d'observations sept cas de mélanose suffisamment complets pour pouvoir être cités; je puis en ajouter un huitième dont je ne trouve pas les notes, mais qui est très-présent à ma mémoire.

En recueillant ces observations, je n'avais nullement l'intention de les publier, et si aujourd'hui je les livre à l'impression, c'est qu'elles ne me paraissent pas sans valeur dans la question qui vient d'être remise en discussion par M. Pamard.

Je donne ces observations telles que je les ai rédigées à l'époque où j'observais les malades, sans rien y ajouter, mais en en retranchant des détails qui les rendent trop longues et qui sont sans aucune importance.

Je ferai suivre les observations de quelques remarques qu'elles peuvent suggérer.

Obs. I. *Mélanose de l'iris, puis mélanose de la sclérotique. Longue durée de la maladie. Mort par suite d'accidents cérébraux.*

North, âgé de soixante-deux ans, boulanger, fut affecté dans le mois de décembre 1830 d'une ophthalmie à l'œil droit, qui se communiqua au bout de quelques jours à l'œil gauche; le malade ayant prié sa femme d'examiner son œil, celle-ci y remarqua une tache. L'inflammation se dissipa presque complétement, mais la tache persistant, le malade consulta M. le docteur Boeckel aîné, qui me l'adressa le 27 décembre 1830. Cet homme était bien constitué et dans un bon état de santé, quoiqu'il se nourrît assez mal. L'œil droit était rétabli dans son état normal. A l'œil gauche la conjonctive était encore légèrement enflammée; la cornée, normale; l'iris brun comme celui du côté droit était caché à son tiers inférieur par une tumeur noir brunâtre, assez semblable à un caillot sanguin; elle avait la forme d'un hémisphère dont la base reposait sur le fond de la chambre antérieure, tandis que la convexité était dirigée vers la pupille, qu'elle n'atteignait pas. Sur cette convexité l'iris formait un petit pli, comme s'il avait été refoulé vers le haut. La pupille conservait sa forme dans les deux tiers supérieurs; mais le tiers inférieur n'existait point, le bord pupillaire de l'iris formant une ligne droite. L'iris était presque immobile; en regardant l'œil de profil, on voyait que la partie inférieure de la chambre antérieure était occupée par la tumeur.

La cornée n'était nullement altérée. La vue n'était que peu modifiée à cet œil; le malade distinguait les objets, mais ils paraissaient entourés d'un brouillard. Sensation de plénitude dans l'œil, surtout lorsqu'on pressait le globe oculaire, qui avait d'ailleurs sa consistance normale. Depuis plusieurs jours des douleurs sus-orbitaires s'étaient manifestées.

Du calomel à l'intérieur, des frictions mercurielles et des applications de ventouses scarifiées enlevèrent les douleurs et l'injection de la conjonctive.

Le 25 janvier 1831, je fis voir le malade à MM. les professeurs Lobstein, Ehrmann et Alex. Lauth, qui furent d'avis qu'il fallait abandonner la maladie à elle-même.

Le 3 février, la tumeur avait légèrement augmenté. Je ne revis le malade qu'au mois d'août; la tumeur occupait alors toute la chambre antérieure; la pupille était recouverte par elle, et l'on ne voyait plus qu'un petit liséré du bord ciliaire supérieur de l'iris. La vue était naturellement abolie; mais le malade ne souffrait point et sa santé générale était bonne.

Le 10 avril 1832, North vint me voir et se plaignit de douleurs et de larmoiement qui étaient survenus à son œil depuis quelques jours, probablement par suite de violents vents du nord-est. Des sangsues aux tempes, des frictions mercurielles périorbitaires et quelques purgatifs enlevèrent les symptômes inflammatoires.

Le 23 janvier 1833, nouvelle inflammation rhumatismale de l'œil : phlyctène sur la cornée. A travers la cornée légèrement troublée on aperçoit la partie supérieure de l'iris, qui est jaune et altérée dans sa structure. La tumeur a diminué de volume; elle est moins bien limitée; sa couleur noire se fond peu à peu dans la couleur jaune de l'iris; on ne pourrait dire au juste où finit la tumeur.

Le 6 février, la phlyctène est remplacée par un ulcère superficiel de la cornée; l'inflammation a diminué; on commence à voir le bord de la pupille.

Le 19 avril, après avoir eu des douleurs violentes dans l'œil pendant deux jours, North vient me voir. Les douleurs sont presque dissipées. L'ulcère de la cornée existe toujours. En abaissant la paupière inférieure, on découvre une tumeur noire, lobulée comme une mûre, située au pli de la conjonctive, là où cette membrane passe de la paupière au globe de l'œil. Je ne puis m'assurer si cette tumeur mélanotique est placée sur la sclérotique, ou si elle perce cette tunique et communique avec la mélanose de l'intérieur de l'œil.

Le 8 juillet, l'ulcère de la cornée est cicatrisé. La tumeur est moins volumineuse dans la chambre antérieure et sur la sclérotique.

Mai 1835. Durant les deux années que je n'ai pas vu le malade, la tumeur a pris peu d'accroissement. Cependant la coloration noire s'étend maintenant de la tumeur scléroticale à la tumeur de la chambre antérieure; le bord de la cornée n'est plus marqué que par une légère dépression.

Septembre 1835. Vers le milieu de ce mois, pendant que j'étais malade, North vint me voir. Il se plaignait de douleurs dans l'œil et dans tout le côté gauche du front. Il parlait difficilement, ne trouvait pas les mots, entendait mal de l'oreille gauche, répondait lentement aux questions qu'on lui adressait et les concevait difficilement; il répétait à différentes reprises les mêmes demandes. La tumeur de l'œil n'avait pas fait de progrès; la paupière supérieure était œdématiée. Il était évident que le cerveau souffrait, et probable qu'une tumeur analogue à celle de l'œil s'était développée dans l'encéphale en s'étendant le long du nerf optique, et qu'elle ferait périr le malade. Ne pouvant le soigner moi-même je l'adressai à mon confrère M. Boeckel. Le 1er octobre, en faisant ma première sortie, j'allai m'informer de North; il était mort l'avant-veille. Dans les derniers temps il s'était plaint de douleurs dans le côté gauche de la tête, il y portait continuellement les mains. Il ne remuait que peu les membres droits qui paraissaient affaiblis. Dans les derniers jours il s'était trouvé dans un état comateux.

La femme North refusa son consentement à l'autopsie cadavérique.

Obs. II. *Mélanose de l'œil; extirpation. Guérison.*

Mme Gerich, de Strasbourg, s'adressa en 1829 à mon confrère le docteur Aronssohn; elle était alors âgée de cinquante-deux ans. Elle rapporte que huit années auparavant il se présenta, devant son œil droit, quelque chose de noir qui troubla sa vue ; cet obstacle à la vision augmenta peu à peu, en s'étendant de haut en bas, de telle sorte qu'au bout de six mois environ, la pupille lui sembla être recouverte, car elle ne pouvait rien voir de cet œil. Il y a huit mois, ajoute-t-elle, qu'il se forma à la partie inférieure de la sclérotique, vers le grand angle de l'œil, une tache noirâtre de la grosseur d'une tête d'épingle. Cette tache se souleva et grossit peu à peu, sans occasionner d'autres douleurs que celles produites par la gêne due à son volume qui allait en croissant.

M. Aronssohn constate l'état suivant de l'œil droit : La pupille est occupée par un corps d'un noir terne, à surface inégale, qui a envahi tout l'iris et semble en avoir pris la place. On n'y distingue point de vaisseaux sanguins ; la chambre antérieure est rétrécie, la cornée un peu aplatie, d'ailleurs saine. A la partie inférieure de la sclérotique existe une tumeur de la grosseur d'un petit grain de raisin, à bosselures inégales, d'une couleur noire plus foncée que celle de l'intérieur de l'œil, recouverte par la conjonctive amincie, s'étendant en haut jusqu'auprès de la cornée, dont elle n'est séparée que par une rainure très-étroite ; inférieurement ses limites ne peuvent être appréciées. Elle est le siége d'un léger suintement sanguinolent, qui devient plus abondant aux époques menstruelles. La malade éprouve des douleurs sourdes qui lui semblent avoir leur origine profondément dans la tête et s'étendent de là vers l'oreille droite et le sinciput. Un an après, en 1830, la malade s'adresse à un autre médecin, qui, au lieu d'extirper le globe de l'œil, n'enlève que la tumeur externe, située sur la sclérotique. Cette opération ne détruisant pas la racine du mal, les fongosités ne tardent point à reparaître.

Le 23 juillet 1835, l'œil présente l'aspect suivant : Au côté interne et inférieur de la cornée se trouve une tumeur noire, bleuâtre, de la grosseur d'une petite noix, conique et pointue au sommet ; sa surface est lisse et présente quelques stries de sang ; sa base large se continue avec la coloration noire du segment inférieur de la sclérotique, derrière la conjonctive. Entre elle et la cornée s'élèvent d'autres petites tumeurs lobulées d'une couleur noir foncé. On n'aperçoit que la moitié supérieure de la cornée, soit que l'autre ait été emportée pendant l'opération ou détruite par les petites tumeurs qu'on voit à sa place. Elle est opaque, mais permet cependant de distinguer derrière elle la matière noire qui se trouve dans la chambre antérieure; elle est tournée en dehors et en haut. La conjonctive palpébrale est injectée et boursouflée et sécrète une abondante quantité de mucosités qui recouvrent la tumeur; de temps à autre il s'y fait également encore un léger suintement sanguinolent; depuis longtemps la vue est totalement abolie. — La malade ressent toujours des douleurs sourdes dans le côté droit de la tête, surtout sensibles lors des changements de température; mais, quoique cette affection date déjà de quatorze années, la malade ne ressent de douleurs ni d'incommodités dans aucune autre partie du corps.

(Les détails que je viens de transcrire sont empruntés à la dissertation inaugurale de M. ROEDERER, intitulée : *De la mélanose en général, et de celle de l'œil en particulier* Strasbourg 1835.)

Le 26 mai 1838, Mme Gerich se confia à mes soins. Elle ajouta aux renseignements ci-dessus relatés, que depuis 1835 la tumeur avait toujours continué à s'accroître, et que depuis plus d'une année des douleurs assez vives s'y étaient fait sentir; que ces douleurs étaient devenues insupportables depuis quelques jours, et qu'elle était prête à se soumettre à une opération pour se débarrasser de ces tourments.

A l'inspection des parties, je trouve une tumeur noire, bosselée, de la grosseur d'une noix, saillante entre les paupières droites. En relevant fortement la paupière supérieure, on découvre encore le bord supérieur de la cornée dans le tiers de son étendue, de même que la partie supérieure de la sclérotique; tout le reste de la cornée a disparu, et l'on ne découvre pas les limites de la tumeur mélanée inférieurement et latéralement. Les paupières sont simplement irritées, mais non affectées de mélanose; la constitution de la malade est bonne; toutes les fonctions sont régulières.

Le 30 mai, je pratiquai l'extirpation de l'œil en présence de M. le professeur EHRMANN et du docteur ROEDERER. J'enlevai l'œil et une partie du tissu cellulaire de l'orbite, au moyen du bistouri et des ciseaux courbes. J'examinai l'intérieur de l'orbite et ayant découvert à sa partie inférieure une petite portion de matière mélanée, j'excisai le tissu cellulaire qui en était le siége. Le reste du tissu cellulaire et la glande lacrymale furent laissés en place.

Autopsie de la tumeur. La sclérotique est intacte dans sa partie postérieure; le nerf optique est atrophié et durci. En incisant tout le globe de l'œil avec la tumeur, d'avant en arrière, on trouve tout l'intérieur de l'œil transformé en matière mélanotique, mélangée, à la partie antérieure de la tumeur, de quelques petites portions d'une substance blanchâtre, moins molle que la mélanose. Après avoir vidé l'œil, on retrouve la choroïde appliquée à la sclérotique. En quelques endroits la matière mélanée présente à sa surface des lambeaux membraneux fins, qui paraissent être des restes de la rétine. La sclérotique est amincie dans différentes parties de son étendue. Les suites de l'opération furent heureuses. Les douleurs, qui avaient immédiatement diminué, se dissipèrent complétement au bout de quelques jours. La suppuration s'établit le troisième jour et se prolongea pendant plusieurs mois. Ce n'est que dans le cours de l'hiver qu'elle tarit complétement et que la cicatrisation fut achevée.

Depuis lors Mme Gerich a joui d'une santé parfaite jusqu'en 1848, par conséquent pendant dix ans. A cette époque elle est morte d'une maladie indéterminée, qui n'a duré que peu de temps, au dire de la fille de la malade. Un jour étant allée au marché, Mme Gerich fut prise de syncope; à dater de cet accident, elle s'affaiblit progressivement et succomba au bout de quelques semaines.

Obs. III. *Mélanose du globe de l'œil; extirpation de l'œil. Encéphaloïdes dans le foie, ascite. Mort.*

Mme Straub, veuve d'un capitaine en retraite, âgée de cinquante-cinq ans, me consulte au mois de décembre 1841. Elle me dit que depuis plusieurs années elle est atteinte de cécité à l'œil droit, et que depuis quelques mois une tumeur s'était développée sur cet œil. Je trouvai une tumeur noirâtre du volume d'une noisette, située sur la sclérotique, vers l'angle externe de l'œil. La cornée était entourée de bosselures noires. L'iris, appliqué à la cornée, était immobile; la pupille, terne; la vue, abolie. La tumeur gênant la malade, je l'enlevai d'un coup de ciseaux. Elle était formée par un tissu squirrheux un peu mou, et présentant des molécules noires, mélanotiques, en plusieurs endroits.

Quelques semaines après, l'une des bosselures au bord inférieur de la cornée se développa et donna lieu à des hémorrhagies;

quelquefois des fragments se détachaient de cette tumeur. Il était évident que la tumeur était une mélanose qui s'étendait dans l'intérieur de l'œil, et que le seul remède consistait dans l'extirpation de l'organe. La malade étant gênée par la tumeur et ne pouvant alors se soumettre à l'extirpation du globe oculaire, à cause des soins qu'elle était obligée de donner à son mari, arrivé au dernier degré d'une maladie incurable, j'enlevais tout ce qui dépassait la cornée.

Quelques jours après cette opération, la tumeur recommença à s'accroître; elle envahit peu à peu la cornée. Fréquemment il s'en écoulait du sang et des fragments s'en détachaient. A ces symptômes s'ajoutaient des douleurs vives dans la région sus-orbitaire. Lorsque la tumeur eut acquis le volume d'une grosse noisette, que l'occlusion des paupières fut devenue impossible, il fut décidé, dans une consultation entre MM. Boeckel aîné, Ehrmann et moi, que l'extirpation de l'œil serait pratiquée le lendemain. Mes confrères approuvèrent le projet que je leur soumis d'employer le procédé proposé par M. Bonnet, et qui consiste à couper les muscles et le nerf optique, et à laisser dans l'orbite le tissu cellulaire et la capsule de Tenon.

L'opération fut faite le 8 mars 1842. Les muscles et le nerf optique ayant été coupés près de leur insertion au globe de l'œil, cet organe parut comme préparé lorsqu'il fut extrait. L'intérieur de l'orbite présenta la surface lisse et unie de la capsule de Tenon. L'opération avait été prompte et l'hémorrhagie peu abondante qui la suivit s'arrêta au bout de quelques minutes par l'application de compresses imbibées d'eau froide.

Autopsie de l'œil. Le globe oculaire ayant été fendu, nous en trouvons la moitié postérieure remplie par de la matière mélanique. Dans la moitié antérieure, cette matière est mêlée à de la substance encéphaloïde; enfin la partie qui constituait la tumeur à la surface extérieure de l'œil est formée par de la substance jaune rougeâtre, plus dure que l'encéphaloïde, moins dure cependant que le tissu squirrheux, et légèrement pointillée de noir. La sclérotique est entière, mais amincie en un endroit, où elle laisse paraître la teinte noire du contenu de l'œil. La surface de la section du nerf optique près de la sclérotique ne présente rien d'anormal. Quelques traces de la rétine existent au centre de l'œil, sous forme d'un cordon blanchâtre. L'iris, le cristallin, la cornée, ont disparu.

L'opération fut suivie de douleurs vives qui s'apaisèrent au bout de neuf heures. Un suintement d'abord sanguin, puis séro-sanguinolent, dura pendant quelques jours; une suppuration peu abondante le remplaça.

Le 1er avril, la plaie présente une surface lisse, rosée, concave, ayant dans sa partie moyenne un bourrelet peu proéminent, de la grosseur d'un pois.

Le 1er mai, la suppuration continue, elle est peu abondante. Depuis cette époque je perdis de vue la malade; son médecin habituel, M. Boeckel aîné, continua à la voir; c'est par lui que j'ai appris que plusieurs mois après, la malade a été prise de cachexie cancéreuse et d'ascite, et que l'autopsie cadavérique démontra l'existence de tumeurs encéphaloïdes dans le foie.

Obs. IV. *Mélanose du globe de l'œil; extirpation de l'œil. Plus tard cancer du foie. Mort.*

M. Schweyer, âgé de soixante ans, marchand de vins à Phalsbourg (Meurthe), bien constitué, habituellement bien portant, commença à souffrir de son œil droit vers la fin de 1842, et sentit en même temps la vue diminuer de ce côté. Celle-ci se perdit rapidement et les douleurs persistèrent. M. le docteur Léman m'adressa le malade, en me priant de lui faire connaître mon opinion sur la nature du mal. La conjonctive présentait plusieurs vaisseaux bleuâtres, fortement variqueux; l'iris était immobile, mais non altéré. La pupille dilatée laissait voir au fond de l'œil une teinte d'un noir mat, qui me fit diagnostiquer une dégénérescence mélanée.

Le traitement antiphlogistique et dérivatif n'ayant amené aucun changement, M. Léman crut pouvoir soulager le malade en lui faisant des ponctions de la cornée. Il n'en résulta que peu de soulagement.

Le malade revint me voir au commencement de juin 1843. L'œil présentait extérieurement le même aspect. Le fond de l'œil ne pouvait plus être vu, le cristallin avait commencé à se troubler. Le malade souffrait horriblement. Je me décidai alors à lui extraire le cristallin, afin de calmer les douleurs par ce débridement. J'espérais m'être trompé dans mon premier diagnostic et avoir pris pour un fongus ce qui n'était qu'une teinte glaucomateuse commençante.

L'indocilité du malade m'empêcha d'achever l'extraction ; la cornée fut seulement incisée, et l'humeur aqueuse s'échappa. Le malade retourna chez lui.

Le 9 septembre 1843, je vois M. Schweyer à Phalsbourg, conjointement avec MM. les docteurs Ducroquet, chirurgien en chef de l'hôpital militaire, et Léman, médecin habituel du malade. Je trouve l'œil dur, un peu saillant, les paupières œdémateuses, la conjonctive très-injectée, la cornée nette, mais plus petite. Dans la chambre antérieure existe un épanchement de sang, qui toutefois laisse apercevoir le cristallin opaque. Les douleurs avaient continué, avec quelques intervalles de répit. Depuis quatre jours elles sont atroces.

La persistance des douleurs, la dureté du globe de l'œil, l'épanchement sanguin dans la chambre antérieure, l'aspect qu'avait présenté l'œil il y a huit mois, me confirment dans ma première opinion de l'existence d'une dégénérescence maligne mélanique, et me font proposer l'extirpation du globe oculaire. Mes confrères se rangèrent de mon avis ; le malade consentit à l'opération, et nous y procédâmes immédiatement au moyen du bistouri, des ciseaux courbes sur le plat et des pinces de Museux. Le globe de l'œil fut seul enlevé ; je laissai en place le tissu cellulaire de l'orbite et la glande lacrymale qui ne présentaient aucune altération.

Autopsie de l'œil extirpé. Dimensions normales, consistance plus grande. Le bout du nerf attaché au globe de l'œil présente une résistance beaucoup plus forte qu'à l'état normal, quoiqu'il ne paraisse nullement altéré dans sa structure. Coupée en deux d'arrière en avant, la coque oculaire est trouvée remplie d'une substance résistante, de couleur bistre, ne se laissant pas écraser, mais teignant les doigts en brun. Cette substance s'était développée entre la choroïde et la rétine, avait refoulé cette dernière et le corps vitré en dehors et occupait les cinq sixièmes de la place destinée à ce dernier. Celui-ci et la rétine se trouvaient rassemblés vers en dehors ; le corps vitré, flasque, membraneux, contenait peu de liquides dans ses cellules. Le cristallin, de couleur d'ambre, n'avait que la grosseur d'une lentille. Du sang se trouvait épanché entre lui et la cornée ; l'iris s'était appliqué à celle-ci.

Le 1er octobre, la plaie était cicatrisée et le malade complétement délivré de ses douleurs.

Ayant appris la mort de M. Schweyer, je m'informai des circonstances qui ont pu l'amener. M. le docteur Léman a eu la complaisance de m'écrire à ce sujet : « M. Schweyer est mort le « 25 octobre 1844 à la suite d'une affection carcinomateuse du « foie qui l'a fait horriblement souffrir pendant environ trois « mois. Il y a eu hydropisie et l'on sentait parfaitement les iné- « galités qui s'étaient formées dans le foie. L'autopsie n'a pas « été faite. »

Obs. V. *Mélanose du globe de l'œil ; extirpation. Engorgement du foie. Cachexie cancéreuse. Mort.*

Anne-Marie Schultz, née Hornecker, âgée de vingt-quatre ans, entre à l'hôpital civil de Strasbourg, clinique des maladies des yeux, le 15 décembre 1843.

Antécédents. Constitution forte, tempérament lymphatico-sanguin, réglée à dix-sept ans et toujours exactement ; mariée à vingt ans ; fausse couche quelques mois après ; depuis cette époque la santé générale a été bonne. La malade rapporte son affection oculaire à des violences exercées sur elle par son mari : il y a trois ans, il lui fit une plaie au front, et depuis lors la vue de l'œil gauche a commencé à s'affaiblir progressivement, au point qu'au bout de six mois elle a été complétement perdue. Une fluxion dentaire occasionna un gonflement de la face qui fut l'origine de douleurs très-vives dans l'œil, accompagnées d'injection, de photophobie et de larmoiement. Elle fut débarrassée de ces accidents ; mais un mois après, à la suite de travaux très-rudes, dans l'humidité, elle fut reprise de nouvelles douleurs, qui cédèrent également. Au mois de juin 1843, les douleurs se reproduisirent. A cette époque, au dire de la malade, l'œil ne présentait encore aucune dégénérescence, quoique complétement privé de la vue. Mais bientôt après, sous l'influence de travaux pénibles, qui consistaient surtout à porter de lourdes charges sur la tête et qui déterminaient de fortes congestions vers la tête, l'œil gauche fut pris d'une dégénérescence qui marcha rapidement et qui d'abord ne fut douloureuse que lorsque la malade portait des charges sur la tête ; depuis quelque temps les douleurs sont presque continues et quelquefois lancinantes ; il y a cependant des intervalles sans douleurs.

Etat actuel. Toutes les fonctions sont normales ; la malade vient d'être réglée. Le globe oculaire gauche fait saillie en poussant en avant les paupières. Il est d'un noir violacé, marbré ; des vaisseaux rouges se ramifient sur sa surface en venant du côté externe et supérieur. L'augmentation de volume du globe de l'œil siége surtout en haut et en dedans. Au côté externe et dirigé vers en bas on remarque un cercle de couleur plus foncée, entourant un espace arrondi, qu'on dirait être la pupille, remplie par le cristallin complétement opaque. La pression de l'œil dénote une dureté assez grande et générale de cet organe ; cette manœuvre ne détermine de douleur qu'au côté interne, vers le grand angle de l'œil. Assez fréquemment la malade éprouve la sensation d'un écoulement abondant d'une humeur aqueuse.

L'opération étant jugée indispensable pour débarrasser la malade des douleurs qui la tourmentaient, je procède à l'extirpation de l'œil le 20 décembre. J'avais l'intention d'enlever le globe en coupant les muscles de l'œil et en laissant intacte la capsule de Tenon. Je fus obligé d'y renoncer ; des adhérences s'étaient établies et m'empêchaient de faire saillir le globe et de couper le nerf. J'eus recours alors au procédé ordinaire en me servant du bistouri et des ciseaux courbes sur le plat. L'hémorrhagie fut considérable ; on l'arrêta par la compression et l'application du froid.

Autopsie de l'œil extirpé. Œil déformé et augmenté de volume. Conjonctive injectée. La cornée est tournée vers en dehors, ce qui provient d'une saillie de la sclérotique entre le bord interne de la cornée et la caroncule lacrymale. La cornée est aplatie, mais transparente. La chambre antérieure a disparu ; l'iris, d'un gris terne, est appliqué à la face postérieure de la cornée, et le cristallin opaque et grisâtre remplit la pupille et touche la cornée La sclérotique, partout bosselée, est d'une teinte noirâtre, plus foncée en certains endroits. Le nerf optique, dur, atrophié, ne remplit pas tout à fait le névrilème. Le tissu cellulaire qui environne le globe oculaire est à l'état normal.

L'œil étant ouvert, nous en trouvons le fond rempli par une substance noire formant sur la partie la plus reculée de la choroïde une couche d'un centimètre d'épaisseur. Cette couche diminuait vers la partie moyenne de la choroïde et se perdait complétement à la partie antérieure. L'espace compris entre cette matière noire et la face postérieure de la capsule cristalline est rempli par un liquide aqueux citrin et par la rétine refoulée par ce liquide vers le centre de l'œil, où elle forme un cordon creux pyramidal, dont le sommet est fixé à l'insertion du nerf optique dans l'œil, et la base se trouve en avant, près du bord de la capsule cristalline. La rétine est plissée et son évasement antérieur, fermé par la capsule cristalline, contient à peine quelques gouttes d'un liquide qu'on ne peut considérer que comme les restes de l'humeur vitrée. Le cristallin et sa capsule sont opaques. La substance noire appliquée sur la choroïde prend une couleur bistre lorsqu'on l'écrase entre les doigts, ce qui ne se fait pas facilement, à cause de sa consistance ferme. Examinée au microscope, elle ne présente que la disposition moléculaire du pigmentum.

A la suite de l'opération, la malade eut une hémorrhagie, puis des vomissements. Ces accidents cédèrent facilement. Un bourgeonnement de bonne nature s'établit dans l'orbite et promettait une guérison prochaine, lorsque le 28 janvier 1844 la malade me rapporta que l'époque menstruelle avait manqué et que depuis quatre jours une sensation douloureuse occupait l'hypochondre droit. En examinant la région, je trouvai le foie très-volumineux, descendant jusqu'à 5 centimètres au-dessus de la branche horizontale du pubis. La surface du foie ne présente aucune inégalité. Le pouls est subfréquent. Dès ce moment notre attention fut dirigée vers l'état du foie. On pouvait supposer que ce viscère était affecté de la même dégénérescence que l'œil extirpé; alors le pronostic devenait très-fâcheux. Mais on pouvait également admettre que le foie n'était affecté que d'inflammation subaiguë ou chronique, et c'est en nous mettant dans ce point de vue que nous dirigeâmes le traitement. Des applications de sangsues, de ventouses scarifiées, des frictions mercurielles, du calomel à l'intérieur, furent employés sans aucun effet favorable. La maladie continua même à s'aggraver : le foie arriva jusqu'au pubis et dépassait de beaucoup la ligne blanche dans toute sa hauteur; des douleurs lancinantes se manifestèrent dans l'abdomen et le teint de la malade prit de plus en plus le caractère cancéreux. C'est dans cet état que la malade demanda à sortir de l'hôpital et se fit transporter chez elle le 22 février. L'issue du mal n'était plus douteuse.

J'ai écrit depuis à M. le docteur François, qui me répondit en ces termes : « La femme Schultz a succombé le 12 mars 1844; « elle est morte d'une véritable diathèse cancéreuse. » L'autopsie n'a pas été faite.

Obs. VI. *Mélanose de l'orbite; extirpation. Récidive; seconde opération. Persistance des douleurs dans la tête. Mort un an après d'une maladie indéterminée.*

M. Fouché, âgé de soixante-trois ans, fabricant de cuillères en fer, à Fontenoy-le-Château (Vosges), est sujet à des hématémèses et à des entérorhagies. Depuis bien des années, l'œil droit est atrophié par suite d'ophthalmies. En automne 1846, il éprouve des douleurs vives dans cet œil, dans l'orbite et dans la région sourcilière. L'œil augmente alors progressivement de volume, devient saillant.

M. Fouché me prie d'aller le voir. Je me rends à Fontenoy, accompagné des docteurs Petitmengin, de Remiremont, et Bailly fils, de Bains. Je trouve le malade affecté d'une tumeur cancéreuse, remplissant l'orbite, faisant saillie au dehors, de manière à ne plus permettre le rapprochement des paupières.

En avant, on voit une cornée de l'étendue d'une lentille, derrière laquelle on aperçoit un corps jaune. La conjonctive palpébrale est œdémateuse, les vaisseaux sanguins sont variqueux, il y en a de la grosseur d'une plume de corbeau.

L'extirpation du globe de l'œil étant le seul moyen de délivrer le malade de ses douleurs, et même de lui sauver la vie, j'y procédai immédiatement au moyen du bistouri et des ciseaux courbes sur le plat. J'enlevai le globe de l'œil et une grande partie du tissu cellulaire de l'orbite qui était altéré. L'excision d'une portion du nerf optique saillante fut très-douloureuse et donna lieu à une hémorrhagie légère par l'artère centrale. L'orbite fut remplie d'amadou et de charpie, fixés par des compresses et un bandage monocle. Au bout d'une heure, lors de notre départ, l'appareil était légèrement teint en rouge pâle.

Autopsie de la tumeur. La tumeur extirpée consistait en une masse mélanée pure, qui s'était développée dans le tissu cellulaire de l'orbite; le globe de l'œil atrophié était entouré de cette masse noire; la sclérotique était blanche; mais le peu d'humeur vitrée qui se trouvait encore dans l'intérieur de cette petite coque oculaire était d'une nuance noirâtre; on ne rencontrait cependant aucune trace de matière mélanée dans l'intérieur de l'œil. Le nerf optique était noirâtre à son insertion dans la sclérotique; la portion que j'avais excisée plus tard avec du tissu cellulaire, n'était qu'atrophiée, elle ne contenait pas de matière mélanée.

Le 17 octobre, M. le docteur Bailly, qui avait continué ses soins au malade, m'écrivit que M. Fouché avait eu une hémorrhagie de trente-six heures, qui l'avait rendu anémique; que huit jours après, il avait perdu la parole pendant deux ou trois heures, et qu'à la date de la lettre il allait très-bien. Je n'entendis plus parler du malade.

Lorsque, il y a quelques semaines, je voulus rassembler mes observations de mélanose oculaire, j'écrivis à M. Bailly pour savoir quelles avaient été les suites de l'opération pratiquée à M. Fouché. J'extrais de la réponse que mon confrère de Bains a eu la complaisance de m'adresser, les détails suivants :

« A la suite de l'opération que vous avez pratiquée, la cicatri-« sation s'est faite assez promptement, mais quelques mois « après, une tumeur violacée s'est manifestée au fond de la cica-« trice, ou plutôt d'une petite plaie de mauvais aspect, qui avait « toujours persisté, malgré les cautérisations. Cette tumeur et « une autre venant du grand angle de l'œil, prirent bientôt un « développement plus considérable que lorsque vous avez vu le « malade. Je ne songeais guère à proposer une opération, et ce-« pendant cet homme courageux me força à m'y décider. Aidé « d'un jeune officier de santé de ce pays, je fouillai de nouveau « dans son orbite avec la pointe du bistouri. La matière noire « était partout, principalement sur le périoste, d'où elle sem-« blait végéter. Je décollai cette membrane sur toute la voûte « orbitaire, mettant l'os à nu, jusque dans les fentes posté-« rieures; là je voyais encore la mélanose qui se prolongeait « dans le crâne avec la dure-mère. Mais je l'y ai laissée; j'ai « bourré de la charpie dans le trou, et la sœur a fait les panse-« ments ultérieurs. J'ai été appelé huit à dix jours après pour une « hématémèse foudroyante, à laquelle Fouché était sujet depuis « plus de vingt ans. Il vomissait tout à coup des quantités con-« sidérables de sang, tombait dans des lypothimies continuelles, « puis se remontait peu à peu. C'est ce qui est arrivé encore cette « fois. Quoi qu'il en soit, j'ai vu de mes propres yeux, environ « deux mois après, le vilain œil de Fouché complétement cica-« trisé. Il n'y avait pas eu la moindre exfoliation osseuse, mal-« gré la dénudation. Cet homme était fort content, quoiqu'il « souffrît encore de vives douleurs dans la tête. Il était venu me « consulter plusieurs fois pour ces douleurs pendant le cours de « l'année, lorsque j'appris qu'il était mort (environ un an après

« la seconde opération) des suites d'une maladie interne qui avait « duré une quinzaine de jours; ce n'était pas de la tête, comme « on aurait pu le croire, mais du ventre qu'il serait mort; je ne « sais rien de plus précis. Le cancer de l'œil n'avait pas encore « récidivé, mais il me paraît probable qu'il eût récidivé plus tard, « car il y avait des germes au fond de la cicatrice. »

OBS. VII. *Mélanose de l'orbite; extirpation. Guérison.*

M. Gradwohl, âgé de soixante-deux ans, marchand de cuirs à Strasbourg, est sujet à des attaques de goutte. Il me consulte le 16 mai 1848, et me raconte que depuis plusieurs mois il éprouve dans son œil gauche des douleurs de plus en plus violentes, que la vue a diminué progressivement et s'est enfin perdue complétement; et que son œil est devenu de plus en plus saillant.

Je trouve à la place de l'œil une tumeur dont le volume écarte l'idée d'une dégénérescence bornée au globe de l'œil. Cette tumeur est noirâtre; elle est recouverte par la conjonctive parcourue de vaisseaux variqueux. Vers l'angle interne, on distingue encore un reste de la cornée, ulcérée, obscurcie. Les paupières sont œdémateuses et ne recouvrent la tumeur qu'en partie.

Diagnostic: Mélanose du globe de l'œil et du tissu cellulaire de l'orbite, ou de ce dernier seulement.

L'opération est décidée et fixée au lendemain, MM. les docteurs STROHL, KAYSER et BAMBERGER y assistent. M. STROHL, médecin habituel du malade, se charge de le chloroformiser. L'extirpation est pratiquée au moyen du bistouri et des ciseaux courbes sur le plat. L'hémorrhagie, peu abondante, est arrêtée facilement, mais se reproduit plus tard et fait perdre au malade une assez grande quantité de sang.

La tumeur était constituée par de la mélanose pure du tissu cellulaire de l'orbite. Le globe de l'œil n'en contenait point; il était diminué de volume, et le nerf optique était atrophié.

La cicatrisation de la plaie fut achevée au bout de deux mois. Depuis lors, M. Gradwohl n'a plus ressenti de douleurs et continue à jouir d'une bonne santé.

OBS. VIII. *Mélanose de l'œil, cachexie cancéreuse; mort. — Mélanose disséminée dans tous les organes.*

Je trace de souvenir un cas dont malheureusement je ne retrouve pas l'observation dans mes notes, mais qui était trop remarquable pour ne pas se graver profondément dans ma mémoire.

Il y a une quinzaine d'années, étant appelé à remplacer M. le docteur SCHWEIGHÆUSSER, alors médecin en chef de l'hôpital civil de Strasbourg, je trouvai dans le service une femme d'une quarantaine d'années, et qui présentait l'aspect le plus caractéristique de la cachexie cancéreuse. Cependant, en explorant les différents organes, on ne découvrait aucun signe qui dénotât l'existence d'un cancer ailleurs que dans l'œil droit. Cet œil présentait une tumeur mélanotique sous-conjonctivale vers l'angle interne, et il était probable que la mélanose avait envahi le fond de l'œil, car la vue était perdue et la pupille immobile et dilatée laissait voir un fond d'un noir mat. Cette femme ayant succombé aux progrès de sa cachexie, j'en fis l'autopsie. Une couche de matière mélanée occupait le fond de l'œil aux dépens d'une portion du corps vitré. Des tumeurs mélanées existaient dans la plupart des organes, surtout dans le foie, dans le tissu musculaire du cœur, dans les os. On ne découvrit aucune autre lésion.

Réflexions. En analysant les huit observations citées, nous trouvons, sous le rapport de la terminaison de la maladie :

Deux guérisons. Mme Gerich (obs. II) a vécu dix années après l'extirpation de l'œil, et a succombé à une maladie qui ne paraît pas avoir eu de rapport avec la mélanose antécédente. M. Gradwohl (obs. VII), opéré il y a plus de cinq ans, jouit encore d'une bonne santé.

Deux cas dans lesquels la maladie s'est probablement étendue au cerveau. Dans les deux cas, l'autopsie n'a pas été faite; la preuve anatomique fait défaut. Mais dans le cas de North (obs. I) une affection cérébrale était évidente. Les douleurs qu'il éprouvait dans l'œil et dans le même côté de la tête semblent établir une corrélation entre la maladie du premier et celle de l'encéphale, qui évidemment souffrait à gauche, ce qu'indiquaient le siége de la douleur et l'affaiblissement des extrémités droites. La cause de la mort de Fouché (obs. VI) est inconnue; mais les douleurs vives qui avaient persisté dans la tête depuis la seconde opération et qui faisaient craindre une récidive à M. Bailly, militent en faveur de l'opinion que la dégénérescence s'était étendue le long du nerf optique jusqu'aux méninges.

Quatre cas dans lesquels une affection cancéreuse ou mélanotique s'est déclarée dans d'autres organes, principalement dans le foie, et a fait périr les malades. Dans la troisième observation, nous voyons la malade être enlevée par des encéphaloïdes du foie. Il est vrai que la mélanose de l'œil était mêlée à de la matière encéphaloïde. M. Schweyer (obs. IV) meurt d'une affection carcinomateuse du foie. Chez la femme Schultz (obs. V) la mort est amenée par un engorgement du foie accompagné de tous les signes extérieurs de la cachexie cancéreuse. Enfin, dans la huitième observation, nous trouvons également l'empreinte extérieure de la cachexie cancéreuse, et à l'autopsie de la mélanose partout; nulle part ni du squirrhe ni de l'encéphaloïde.

Les tumeurs examinées sur sept malades étaient formées de mélanose pure chez six et, dans un cas (obs. III), de mélanose unie à de la matière encéphaloïde.

A la suite de l'extirpation de l'œil, la récidive a eu lieu une fois. Des six malades qui ont subi cette opération l'un vit encore, deux sont morts dans les premiers six mois, deux au bout d'un an à dix-huit mois, un au bout de dix ans.

Pour répondre maintenant à la question en litige : *la mélanose est-elle une affection cancéreuse?* définissons d'abord le terme *affection cancéreuse*. Si l'on entend par cancer une tumeur dans la structure de laquelle entre comme élément principal la cellule caractéristique appelée cancéreuse, alors évidemment la question est tranchée, la mélanose n'est pas un cancer. Mais pour le médecin praticien la cellule n'a pas cette valeur; il sait, et les recherches micrographiques les plus récentes l'ont mis hors de doute, que souvent la cellule caractéristique n'existe point dans des tumeurs qui pour le clinicien expérimenté sont de véritables cancers, parce qu'elles ont récidivé étant enlevées, se sont développées dans plusieurs organes, et ont donné lieu à une cachexie particulière.

M. Pamard admet que le caractère essentiel du tissu cancéreux est de se reproduire lorsqu'on en a fait l'ablation, et que ce caractère manque à la mélanose. Une de nos observations prouverait le contraire. Mais je crois que la définition de l'affection cancéreuse devrait être plus étendue. Généralement on considère comme appartenant à la classe des cancers, toutes les tumeurs qui à la suite de leur ablation complète repullulent, soit dans leur siége primitif, soit dans une autre partie du corps, et qui à la longue donnent lieu à une cachexie qui fait périr le malade. La cachexie est même caractéristique; car, dans les cas où les cancers sont internes ou qu'étant externes ils ne sont pas opérés, elle indique souvent au médecin la nature de l'affection qu'il a à combattre.

Considérée ainsi, l'affection cancéreuse comprend, suivant moi, la mélanose. Les observations relatées plus haut prouvent que la mélanose extirpée peut repulluler, qu'enlevée ou non elle peut apparaître dans plusieurs organes et qu'elle peut amener une cachexie qui entraîne la mort du malade.

Cette marche n'est cependant pas absolue : à l'exemple

des autres variétés de cancer, la mélanose peut être guérie par l'extirpation ; deux de nos observations en font foi. Néanmoins la mélanose oculaire chez l'homme paraît toujours être une affection maligne, qui diffère évidemment de la mélanose de l'œil du cheval. Chez l'homme la maladie s'accompagne de douleurs généralement vives et la mélanose continue à faire des progrès, à moins que sa marche ne soit arrêtée par une opération.

On a objecté que la mélanose, n'étant qu'une matière pigmentaire, ne pouvait être maligne, et qu'elle ne le devenait que par son mélange avec de la matière encéphaloïde. Théoriquement parlant, on ne voit pas pourquoi la dyscrasie qui fait que de la substance mélanotique se dépose en différents organes, ne puisse être aussi fâcheuse que celle qui fait naître de l'encéphaloïde ou du squirrhe. Que savons-nous de la nature intime de ces dyscrasies? Absolument rien. La question devra donc être portée uniquement sur le terrain de l'observation. Les cas que j'ai relatés prouvent que des individus affectés de mélanose oculaire ont succombé à une cachexie semblable à celle qu'on observe à la suite du cancer issu de l'encéphaloïde et du squirrhe. Reste à démontrer que chez nos malades ces derniers produits hétéroplastiques n'existaient point.

On a vu que dans un cas (obs. III) j'ai noté la coexistence de la matière encéphaloïde. Si elle avait été trouvée dans les autres cas, je n'aurais pas manqué de consigner le fait dans mes observations.

Je ne terminerai pas ces réflexions sans toucher à une question pratique qui se rattache à l'opinion que j'ai soutenue sur la nature de la mélanose.

Si cette affection est cancéreuse, faut-il l'opérer? Ceux

qui n'opèrent aucun cancer parce que dans la grande majorité des cas le mal se reproduit, n'extirperont point un œil mélanotique. Mais lorsqu'on considère que la mélanose de l'œil chez l'homme s'arrête rarement; que le plus souvent elle continue à faire des progrès; qu'elle peut s'étendre au cerveau ou produire une cachexie cancéreuse; et qu'en définitive, dans certains cas, entre autres dans deux de nos observations, l'extirpation de l'œil a sauvé la vie des malades, et que dans quatre autres cas elle a débarrassé les malades des douleurs atroces dont ils souffraient, et a prolongé leur vie; si l'on considère, dis-je, toutes ces circonstances, on conviendra que l'opération est une ressource qu'il ne faudra pas dédaigner. Pour ma part, je la croirai indiquée toutes les fois que je verrai une mélanose de l'œil faire des progrès, abolir la vue et occasionner des douleurs.

Je ne ferais donc plus en 1853, ce que j'ai fait en 1830 (obs. I). Je ne resterais pas spectateur des progrès d'une affection que je considère comme maligne. Dans un cas pareil, je pratiquerais sans hésitation l'extirpation du globe de l'œil : *Melius anceps remedium quam nullum.*

www.ingramcontent.com/pod-product-compliance
Lightning Source LLC
LaVergne TN
LVHW021530140926
848035LV00047B/1278